NOTE

SUR

L'HUILE DE FOIE DE MORUE

PAR

ROUSSEL

CHEVALIER DE L'ORDRE ROYAL D'ISABELLE LA CATHOLIQUE
PHARMACIEN DE PREMIÈRE CLASSE
EX-PHARMACIEN DES HOPITAUX ET HOSPICES DE PARIS
ANCIEN PRÉPARATEUR DE CHIMIE AU MUSÉUM D'HISTOIRE NATURELLE
MEMBRE DE PLUSIEURS SOCIÉTÉS SAVANTES
LAURÉAT DE L'ACADÉMIE NATIONALE
MEMBRE DE LA SOCIÉTÉ D'HYGIÈNE

PARIS

2, RUE DU CHERCHE-MIDI, 2

—

1879

NOTE

SUR

L'HUILE DE FOIE DE MORUE

NOTE

SUR

L'HUILE DE FOIE DE MORUE

PAR

ROUSSEL

CHEVALIER DE L'ORDRE ROYAL D'ISABELLE LA CATHOLIQUE
PHARMACIEN DE PREMIÈRE CLASSE
EX-PHARMACIEN DES HOPITAUX ET HOSPICES DE PARIS
ANCIEN PRÉPARATEUR DE CHIMIE AU MUSÉUM D'HISTOIRE NATURELLE
MEMBRE DE PLUSIEURS SOCIÉTÉS SAVANTES
LAURÉAT DE L'ACADÉMIE NATIONALE
MEMBRE DE LA SOCIÉTÉ D'HYGIÈNE

PARIS

2, RUE DU CHERCHE-MIDI, 2

1879

L'huile qui imprègne le bouchon des bouteilles, prend facilement une odeur plus forte par le contact de l'air et du liège. Avant de sentir et de goûter L'HUILE DE FOIE DE MORUE DE ROUSSEL, il est nécessaire de bien essuyer le goulot des flacons.

NOTE

SUR

L'HUILE DE FOIE DE MORUE

PREMIÈRE PARTIE

L'introduction de l'Huile de Foie de Morue dans la thérapeutique date de 1807. Il y a donc bien longtemps que les médecins la prescrivent ; et cependant plusieurs d'entre eux demeurent encore persuadés aujourd'hui que les Huiles de Foie de Morue brunes doivent être préférées. Cette conviction leur crée chaque jour deux grandes difficultés. La première est dans la répugnance presque insurmontable qu'éprouvent les malades à prendre ces sortes d'huiles. La seconde consiste dans la lenteur avec laquelle leur action curative se fait sentir.

La note que nous publions a pour but de rechercher si l'opinion de ces médecins est fondée.

Pour rendre ce travail plus complet, je me propose de faire en peu de mots l'histoire générale du produit qui nous occupe — d'exposer les différentes méthodes suivies pour la préparation des huiles incolores et colorées — et enfin de

montrer à quel principe ce *médicament-aliment* doit ses propriétés médicinales (1).

Il nous sera facile ensuite d'en tirer les conclusions
pratiques que nous croyons nécessaires.

Ce sujet pourrait comporter des développements nom-
breux. Afin d'être clair je tâcherai d'être bref et je supprime-
rai l'examen des questions déjà élucidées. C'est ainsi que je
laisserai de côté l'étude des différentes falsifications qui se
rencontrent trop souvent, cette étude ayant été faite déjà par
d'habiles praticiens (2).

Je m'occuperai donc uniquement *des huiles pures*, colorées
ou non, les seules d'ailleurs, qui doivent se rencontrer dans
les pharmacies.

I

Les médecins savent parfaitement que l'Huile de Foie de
Morue *pure et naturelle* est un remède héroïque, capable de
sauver les malades qui ont le courage de le prendre à *fortes
doses* et *avec persévérance*.

Or les malades se soumettent peu volontiers à ce régime ;
encore cessent-ils leur traitement au bout de quelques jours,
lorsqu'ils emploient des huiles brunes, qui *toujours* sont
acides, infectes, âcres et repoussantes.

On conçoit facilement qu'un produit d'aspect agréable,

_____

(1) L'huile de Foie de Morue est bien un médicament-aliment — médicament par le chlore, le brome, l'iode, le soufre et le phosphore qu'elle
contient — aliment par ses principes gras qui sont formés de carbone,
d'hydrogène et d'oxygène. — Voir Bouchardat, nouveau formulaire magistral.

(2) L'huile de foie de morue est souvent fraudée par l'addition d'huiles
de graines et d'huile de poissons ; il importe donc de choisir avec soin celle
que l'on veut employer. Nous renvoyons pour la reconnaissance de ces
fraudes, au dictionnaire des altérations et falsifications de MM. Chevalier
et Baudrimont.

de saveur douce, sans acreté, ni acidité, ayant l'odeur de la sardine, serait bien plus aisément accepté et toléré. Dès lors les malades pourraient le prendre pendant tout le temps et aux doses nécessaires.

Mais voici précisément la difficulté ; les huiles naturellement blanches sont les seules qui ne soient ni âcres, ni acides, ni repoussantes et les médecins sont généralement convaincus qu'elles sont *toutes* des médicaments sans valeur, parce qu'elles auraient *toutes* été décolorées et désinfectées par des agents chimiques, et par le charbon. Ils en concluent que les brunes sont seules actives. *J'espère leur prouver qu'ils sont dans l'erreur, parce qu'à l'aide d'appareils que j'indiquerai plus loin, on obtient naturellement des produits incolores.* Je démontrerai également, au moyen de l'analyse, que ces huiles *naturellement blanches* sont plus actives que les coloréces. Mais auparavant disons que leur opinion était fondée, il y a quelques années.

Dès le début, en effet, la substance offerte aux malades était brune, sale, infecte. C'était tout simplement une huile faite avec les foies de toutes sortes de poissons, destinée au commerce, à l'industrie des cuirs et préparée au moyen de la putréfaction et de la torréfaction. Les fabricants s'occupaient, non pas de la pureté, mais uniquement du prix de revient ; et leur produit ne méritait certainement pas d'être classé parmi les substances pharmaceutiques. Le *modus operandi* suivi à cette époque donnait des liquides rances, altérés et de plus infidèles, par la raison que l'on n'opérait pas toujours avec les mêmes foies. Pourtant les malades qui eurent le courage de se soumettre à leur usage, obtinrent des résultats inespérés. Ce succès attira l'attention des médecins, et dès le commencement de ce siècle, des demandes d'Huile de Foie de Morue furent faites spécialement par

la pharmacie. Le progrès, dans ce genre de fabrication, se
fit avec beaucoup de lenteur, et pendant fort longtemps on
dut se contenter d'huiles choisies parmi celles du commerce.

Il fallut pourtant tenir compte de la répugnance des
malades, et s'efforcer de préparer des produits moins désagréables. Alors on opéra non plus avec les foies de toute
sorte de poissons, mais seulement avec ceux des diverses
espèces de morue. Bientôt même la pensée vint de désin-
fecter en décolorant, et l'on obtint, par l'action du charbon
et de certains agents chimiques, une huile à peu près incolore, insipide et inodore.

C'était aller trop loin, et les praticiens se demandèrent,
avec inquiétude, si les agents chimiques n'avaient pas altéré
ou dissocié les éléments de ce médicament-aliment et si
l'arome naturel enlevé par le charbon n'était pas un principe actif essentiel. Je pense, avec beaucoup d'autres, que
l'huile décolorée doit être rejetée de la pratique médicale, et
je comprends très-bien comment les médecins, après avoir
guéri leurs malades avec une substance noire et sachant
qu'il se vend des huiles blanches obtenues *blanches* au moyen
du charbon et des agents chimiques, refusent de les ordonner et demeurent convaincus que les huiles nauséa-
bondes sont seules actives.

Mais s'il importe de rejeter les produits DÉCOLORÉS, il
n'importe pas moins de reconnaître qu'avec les progrès réalisés depuis plusieurs années, *il devient possible* d'avoir *une
Huile de Foie de Morue naturellement blanche*, sans le se-
cours d'aucun agent décolorant (1). Nous exposerons un peu

(1) Voir Guibourt, *Histoire des drogues simples*, t. IV, édition 1851,
page 165. — Soubeiran, *Traité de pharmacie*, édition 1853, page 455. —
le *Répertoire de pharmacie*, 1854-55, t. XI, p. 331. — Deschamps (d'A-
vallon), *Compendium de pharmacie pratique*, édition 1868, page 621. —

plus loin un *modus operandi*, et des appareils spéciaux au moyen desquels il est facile de l'obtenir incolore, telle qu'on la trouve dans notre pharmacie.

Retirée des foies frais de la morue, elle n'a subi aucune désinfection, ni décoloration. *Elle est agréable à l'œil, douce, sans acidité;* son odeur rappelle la sardine fraîche, les malades la prennent sans trop de répugnance et la digèrent facilement. En l'ordonnant les médecins éviteront certainement la première difficulté que nous signalions au début de cette note.

Ce premier point acquis, passons à l'examen des méthodes suivies pour préparer l'Huile de Foie de Morue.

II

Et d'abord l'huile est blanche dans le foie de la morue (1)

Il est facile de s'en convaincre soi-même par l'expérience suivante : Prenez un nombre assez considérable de foies frais, mondés et divisés, rassemblez-les dans un récipient étroit, de manière qu'ils exercent sur eux-mêmes une assez forte pression par leur propre poids, vous verrez bientôt s'écouler une huile incolore.

Voici une autre opération que chacun peut faire également. Prenez des foies de morues frais et mondés, divisez-les en tranches minces, placez-les sur un diaphragme en paille ou

Dorvault, *l'Officine*, édition 1867, page 537. — Andouard, *nouveaux éléments de pharmacie*, édition 1874, page 542. — Férand, *aide-mémoire de pharmacie*, édition 1873, page 325. — *Encyclopédie-Roret*, page 265.

(1) Voir le *Répertoire de pharmacie*, années 1854-1855, page 331. *Note sur la préparation de l'huile de foie de morue*, par M. Deschamps (d'Avallon). — Dorvault, *l'Officine*, édition 1867, page 536.

*

en bois, exposez-les à la chaleur solaire, ils laisseront peu à peu suinter une huile incolore.

Je n'insisterai pas d'avantage sur ce point, qui est absolument prouvé : *L'huile est incolore dans le foie de la morue.* Dès lors pourquoi ne pas chercher à la donner aux malades, telle qu'elle existe dans l'animal vivant? car il paraît évident, au premier abord, que toute opération qui l'éloigne de son état primitif et naturel doit diminuer ses qualités (1).

Les praticiens n'ignorent pas que plusieurs savants, étudiant la question qui nous occupe, ont publié des Formules au moyen desquelles il est facile d'obtenir de l'huile de morue naturellement blanche. Nous citerons parmi eux M. Deschamps d'Avallon, pharmacien distingué de l'hôpital de Charenton et auteur de plusieurs ouvrages fort estimés. De son coté, M. le Dr Fleury, médecin de la marine française, a donné un procédé fort simple au moyen duquel on obtient aisément de l'Huile de Foie de Morue naturellement blanche (2). A ces savants revient l'honneur d'avoir jeté sur cet important sujet, une lumière nouvelle, qui est appelée à détruire les préjugés anciens, et à modifier sérieusement la préparation de ce précieux médicament.

Ceci posé voyons comment on doit le préparer pour répondre aux besoins pharmaceutiques.

(1) Nous devons cependant faire observer que la couleur blanche de l'huile est influencée par la saison de la pêche et par les endroits où vivent les morues. Voici comment se fait cette pêche. Aussitôt que les morues sont prises, un matelot leur coupe la langue. Celle-ci sert de contrôle pour le salaire des marins, qui est proportionné au nombre des poissons capturés. Les morues sont ouvertes ensuite et mises en salaison après l'extraction des foies qui sont très-volumineux et que l'on traite sans retard à bord des navires, après les avoir triés, car les moins colorés donnent l'huile la plus blanche.

(2) Voir Trousseau et Pidoux, *Traité de Thérapeutique et de Matière médicale.* — Dorvault, *l'Officine,* page 537.

III

Je crois inutile d'exposer ici en détail tous les systèmes mauvais qui sont suivis dans beaucoup de pêcheries. Ces systèmes se réduisent à peu près à celui-ci : — réunir un grand nombre de foies, *de toutes sortes de poissons* — les laisser putréfier, et les faire bouillir ensuite jusqu'à épuisement. — Ce n'est plus de l'huile médicinale, mais un produit brun qu'il faut laisser à l'industrie. Et pourtant combien de malades sont exposés à le recevoir sous le nom d'Huile de Foie de Morue ! Car il faut bien le dire, malgré les progrès sérieux réalisés dans ces derniers temps, c'est encore à ce liquide infect qu'on a le plus souvent recours. C'est un grand tort, nous en avons signalé, dès le début, les inconvénients.

Il importe absolument de faire usage, non de ces produits industriels, mais de l'huile médicinale préparée soigneusement avec le foie frais de la morue. Quand un malade se soumet à l'usage de ce médicament, il a le droit d'exiger qu'on lui donne ce qu'il y a de plus actif, afin de pouvoir être au plus vite débarrassé de son traitement. Or non-seulement les huiles colorées, sont rances, acides et repoussantes, mais encore, comme nous le prouverons tout à l'heure, elles sont moins actives.

Le Codex français qui est nécessairement notre règle habituelle et qui d'ailleurs, il faut bien le reconnaître, a consacré de réels progrès scientifiques, le Codex, dis-je, donne la formule suivante : « Prenez des foies de morues récents, débarrassez-les des membranes qui y adhèrent, coupez-les et faites-les chauffer au bain-marie, dans une bassine étamée, en remuant continuellement, jusqu'à ce que l'huile vienne à la surface, passez alors avec une légère expression à travers un tissu de laine. Abandonnez l'huile à elle-même pendant quelques jours et filtrez-la au papier. » Et le Codex ajoute : « l'huile ainsi obtenue est d'une couleur légèrement am- « brée. »

Ce procédé n'est autre chose que celui du D͏ʳ Fleury, médecin de la marine dont j'ai parlé précédemment. Or le D͏ʳ Fleury obtenait un produit incolore, pourquoi donc le Codex parle-t-il d'un liquide « légèrement ambré? » Je vais en donner l'explication. Le foie de la morue contient, entre autres substances, une matière colorante qui est soluble dans l'huile à une température minima de 80°. Si, pendant l'opération, les foies sont soumis à une chaleur inférieure à 80°, la dissolution de cette substance n'a pas lieu, et le liquide obtenu reste incolore. Si, au contraire, la chaleur arrive au-dessus de 80°, la matière colorante se dissout, et l'huile prend des nuances plus ou moins foncées. Il importe donc de ne pas dépasser 70 à 80°, comme l'indique le D͏ʳ Fleury. Le Codex n'a pas tenu compte de cette obser- vation, voilà pourquoi le produit obtenu par son procédé est « légèrement ambré (1). »

Nous devons dire aussi que les appareils qui existent dans les pharmacies sont impropres à donner de l'huile blanche. En effet les bains-marie de nos laboratoires subissent trop facilement une élévation de température qui peut, à moins de grandes précautions, atteindre brusquement 90° à 100°. Ils sont formés, comme chacun sait, de deux récipients *s'adaptant exactement* l'un sur l'autre, et qui contiennent, le premier l'eau du bain-marie, l'autre la substance en traite- ment. La disposition de l'appareil ne permettant pas une

____

(1) *Le Codex*, page 59, prescrit de chauffer au-dessous de 100°.

facile évaporation de l'eau, la température de celle-ci s'élève rapidement jusqu'à 90° ou 100°. Les foies de morues, au moins ceux qui sont directement en contact avec la paroi du récipient, reçoivent une chaleur d'environ 90°, de telle sorte que la matière colorante du foie se dissout dans l'huile et lui communique une nuance ambrée. (Voir figure n° 1.)

Dans ces appareils la partie supérieure de la bassine qui contient les foies s'appuie complétement sur le récipient d'eau, qui est lui-même en contact direct avec le foyer. Dès lors on comprend combien il est difficile de maintenir la chaleur au-dessous de 80°. Il est donc de toute nécessité d'opérer d'une autre façon.

Voici deux appareils de notre invention, qui nous paraissent fort simples et appropriés à l'extraction d'une Huile de Foie de Morue naturellement blanche et telle qu'elle existe dans la morue. Nos deux appareils ont l'avantage de permettre au préparateur de régler facilement le degré de la température.

Le premier, (figure n° 2), se compose de deux récipients comme le bain-marie ordinaire ; mais ceux-ci ne s'appuient pas l'un sur l'autre ; ils sont tenus séparés au moyen de trois poignées fixées sur les bords à égale distance l'une de l'autre. Ces poignées sont disposées horizontalement, et à 15 centimètres environ de la bassine supérieure elles se recourbent pour venir s'appuyer sur un support correspondant fixé à la bassine inférieure. La partie courbée des poignées a une longueur de 15 centimètres également, et les points de contact avec le support sont en bois, afin d'éviter la transmission du calorique. De cette façon le récipient des foies ne se rencontre pas avec la partie métallique de l'autre récipient. Il ne reçoit donc sa chaleur que par son contact avec l'eau. Mais comme il y a un grand écart entre les deux bassines, l'évaporation se fait activement et empêche l'appareil d'atteindre brusquement une chaleur trop élevée. D'ailleurs un thermomètre, plongé dans l'eau, indique la température à chaque instant et sans rien déranger.

On peut transformer les bains-marie ordinaires, suivant les indications données plus haut, par l'addition de poignées isolantes. Au besoin et pour plus d'économie, on pourrait se contenter de tenir le récipient des foies à distance des bords métalliques du récipient d'eau, au moyen d'une poulie. (Figure n° 3.)

Notre second appareil fonctionne avec la vapeur. Il consiste en deux chambres, l'une intérieure pour les foies, l'autre extérieure pour la vapeur d'eau. La cloison de celle-ci, doublée d'une enveloppe en bois, enferme exactement le récipient central. Un tube en tôle part de cette cloison et permet à la vapeur non condensée de s'échapper au-dehors du laboratoire. (Figure n° 4.)

Au moyen d'un agitateur, les foies sont remués de temps à autre, de façon à rendre la température uniforme. Un thermomètre permet de suivre facilement l'opération, et de régler la chaleur qui ne doit pas dépasser 70°. Un robinet permet l'écoulement de la vapeur d'eau condensée. Un tube conducteur partant de l'extrémité du cône renfermant les foies, aboutit à une cuve. C'est par ce tube que l'Huile de Foie de Morue s'écoule. Aussitôt que les foies ont atteint la température de 40° les utricules oléifères se dilatent et se déchirent, l'huile s'échappe alors en gouttelettes incolores, et se rend dans son récipient. Quand le thermomètre marque 70°, on arrête la vapeur pendant quelques instants, puis on recommence à chauffer de nouveau. Lorsque les foies ont été maintenus à 70° pendant plusieurs heures, l'huile s'écoule plus lentement; pour hâter le travail il faudrait chauffer davantage, mais alors on obtiendrait un liquide coloré. Il est donc nécessaire de suspendre l'opération. D'ailleurs les foies ont donné déjà à peu près la moitié de leur poids d'huile blanche (1) et la chambre intérieure est à moitié vide.

La vapeur tendant toujours à monter, le haut de l'appareil recevrait presque tout le calorique. Continuer ainsi, ce serait travailler sans résultat. Les foies à moitié épuisés sont donc enlevés de leur récipient et mis de côté. On opère alors sur d'autres foies frais. Ceux-ci, au bout d'un certain temps, ont perdu à leur tour environ la moitié de leur volume et le cône peut être rempli par les premiers foies à demi épuisés qui ont été provisoirement mis de coté. On procède alors à la préparation de l'huile ambrée en élevant la température au-delà de 80°.

Après ce deuxième traitement les foies ne sont pas suffisamment épuisés. On peut encore obtenir un troisième produit que l'on désigne sous le nom d'huile blonde, et qui peut rendre des services aux malades. Pour cette troisième extraction il faut élever encore la température. On pourrait même opérer à feu nu, pourvu qu'on agisse avec précaution. L'huile blonde plus colorée et plus acide que l'ambrée est moins active que celle-ci et que la blanche. On conçoit aisément que la blanche en raison du peu de chaleur qui est nécessaire à sa préparation doit constituer une substance presque toujours semblable à elle-même. L'ambrée au contraire, et plus encore la blonde, doivent varier et présenter à l'analyse des proportions très-inconstantes de principes actifs et d'acides. Les résidus après ce troisième traitement doivent être livrés aux corroyeurs, mais ils ne peuvent plus rien donner qui convienne à l'art médical.

(1) Voir Guibourt, *Histoire naturelle des drogues simples*, t. IV, édition 1851, page 165.

L'Huile de Foie de Morue médicinale étant obtenue par les procédés indiqués plus haut, il importe de lui faire subir une petite opération pour qu'elle puisse se conserver. On trouve en effet dans les foies de la morue, non-seulement du sucre, de l'huile et une matière colorante, mais encore une certaine quantité d'eau qui s'écoule avec l'huile, entraînant des matières organiques susceptibles de colorer et d'altérer le produit en le rendant acide et nauséabond. Cette eau doit être éliminée avec beaucoup de soin avant la filtration (1). Voici comment on agit pour obtenir ce résultat. On laisse d'abord reposer pendant quelques jours les liquides écoulés. L'eau se réunit au fond des cuves, on la décante exactement, ensuite on prend de l'amidon préalablement desséché à l'étuve, on le verse dans l'huile et on agite à diverses reprises. Cela fait, on porte le tout dans un bain-marie, et on chauffe pendant quelques instants à une très-douce chaleur. L'amidon absorbe l'humidité et l'huile séchée devient capable de se conserver sans altération.

Nous terminerons la première partie de cette note en concluant qu'au moyen des appareils spéciaux que nous venons d'exposer, on peut sans difficulté obtenir de *l'Huile de Foie de Morue naturellement blanche presque insipide et inodore sans qu'il soit nécessaire de la soumettre à l'action des agents décolorants ou désinfectants* (2).

(1) Voir le *Compendium de pharmacie pratique* de M. Deschamps d'Avallon, édition 1868, page 621.

(2) Nous n'ignorons pas qu'il se vend dans le commerce des huiles blanches obtenues par la décoloration au moyen de la vapeur d'eau humide ou surchauffée, de sels, d'acides ou d'alcalis. Nous ne saurions trop insister sur la nécessité de les rejeter absolument de la pratique médicale. Il est d'ailleurs possible de les reconnaître au moyen de l'analyse, car, quoi qu'on fasse, elles doivent conserver un excès des substances qui ont servi à leur épuration, et leurs principes médicamenteux et alimentaires ont été sans aucun doute altérés.

DEUXIÈME PARTIE

Je vais tâcher de prouver maintenant que l'huile blanche ainsi obtenue est préférable à celles qui sont colorées.

Et d'abord un habile et savant praticien que nous avons déjà cité, M. Deschamps d'Avallon, dans son *Compendium de Pharmacie pratique*, page 620, édition 1868, s'exprime ainsi : « Nous sommes de ceux qui prétendent qu'il faut employer l'Huile de Foie de Morue incolore, celle qui a été préparée avec des foies frais. Les expériences cliniques ont démontré que l'huile incolore était très-bonne. »

C'est elle également que M. le professeur Bouchardat, l'un des savants les plus distingués de notre époque, emploie avec succès, et il la recommande dans son « nouveau formulaire magistral. » Nous trouvons en effet dans cet ouvrage estimé les lignes suivantes : « Je regarde l'Huile de Foie de Morue de Terre-Neuve préparée à l'aide de foie frais comme aussi efficace que la brune, et préférable a elle parce qu'elle n'est pas repoussante. » — Un peu plus loin et dans le même article, M. Bouchardat parle d'une Huile de Foie de Morue de Terre-Neuve qu'il trouve excellente et qui est obtenue par expression à froid. Il est inutile de dire que *des foies frais exprimés à froid* ne peuvent absolument donner que des produits incolores.

Nous dirons aussi qu'il paraît entièrement rationnel d'admettre qu'une substance médicinale et tout à la fois alimentaire comme celle que nous étudions, doit être d'autant plus active qu'elle se rapproche davantage de l'état naturel. Cette opinion est d'ailleurs complétement confirmée par l'analyse des différentes Huiles de Foies de Morue. Mais avant d'étudier cette analyse, voyons d'abord comment on explique l'action de ce médicament.

I

Selon plusieurs médecins cette action est due aux éléments de la bile qu'il contient : ces éléments, transformés *par la putréfaction*, lui communiqueraient, *au moyen de réactions inconnues*, des propriétés particulières, et le rendraient plus assimilable. La conclusion à tirer serait celle-ci : les huiles putréfiées sont les plus actives ; ce qui paraîtrait fort singulier au premier abord. Nous sommes forcés de dire que cette opinion ne repose sur aucune donnée solide, car il est facile de constater au moyen de l'analyse que les éléments de la bile contenus dans l'huile de morue sont en proportions insuffisantes pour avoir aucune action (1).

D'autres praticiens considèrent le produit qui nous occupe comme un simple corps gras et prétendent que le beurre, l'huile d'œillette, l'huile de pieds de bœuf, etc., etc., jouissent des mêmes propriétés. Ce qui équivaut à dire que le chlore, le brome, l'iode, le phosphore et le soufre qu'il contient n'ont pas d'action, ou qu'ils s'y trouvent à des doses extrêmement faibles. Or nous verrons tout-à-l'heure que ces corps y sont au contraire en quantité notable.

Toutefois il ne faudrait pas expliquer uniquement l'action de l'huile de morue par la présence des éléments chlore, iode, brome, soufre et phosphore. C'est à tort qu'on a pro-

(1) Voir le *Compendium* déjà cité de M. Deschamps d'Avallon, page 620·

posé, pour la remplacer, l'usage d'huiles végétales tenant ces éléments en dissolution. La pratique et l'expérience médicales ont démontré que ces médicaments n'amenaient jamais un résultat comparable à celui que les malades obtiennent par l'usage de l'Huile de Foie de Morue. Sans aucun doute, le chlore, le brome, l'iôde, le phosphore et le soufre jouissent de propriétés fort sérieuses, mais il est également certain que les principes gras, odorants et sapides ont leur importance (1).

D'ailleurs les huiles phosphorée, iodée, etc., ne ressemblent en rien, à l'Huile de Foie de Morue, car bien que la science ait fait d'immenses progrès, il faut reconnaître que les prépa-rations de nos laboratoires ne représentent pas exactement les combinaisons naturelles. Nous pourrions en citer plus d'un exemple, notamment dans les eaux minérales. Nous de-vons considérer avec certitude, que dans le précieux produit que nous étudions, les métalloïdes énoncés plus haut, sont combinés avec les éléments des principes gras. *Cette association naturelle* constitue un médicament-aliment très-actif et que rien ne peut égaler (2).

II

Nous avons en ce moment sous les yeux une longue nomenclature de formules inventées par d'habiles praticiens, qui ont cherché à le remplacer par des préparations moins désagréables. Nous avons cité tout-à-l'heure, les huiles iodée

(1) Voir Soubeiran, édition 1853, page 456, et Guibourt : *Histoire des drogues simples*, édition 1851, t. IV, page 169.

(2) Voir un mémoire de M. Personne, présenté à l'Académie de méde-cine, le 30 août 1850 — Guibourt, *Histoire des drogues simples*, édition 1851, t. IV, page 167 — et Soubeiran, édition 1853, page 456.

et phosphorée. Tout le monde connaît les intéressants travaux d'un savant fort distingué, M. Personne. Nous citerons encore le sirop iodotannique de Guillermond, les préparations de MM. Despinoy, Vivien et Meynet à l'extrait de foie de morue etc. Incontestablement ces produits ont une valeur réelle, et l'on ne saurait trop applaudir aux efforts qui ont été faits dans cet ordre d'idées. Mais le résultat n'a pas répondu au désir des inventeurs.

D'autres praticiens ont voulu faire prendre l'Huile de Foie de Morue aux malades, en masquant son odeur et sa saveur. Dans ce but ils ont préparé des sirops, des gelées, des capsules, des pilules, etc. Les sirops ne masquaient ni l'odeur, ni la saveur et ils furent de suite abandonnés. Quant aux autres produits que nous venons de citer, ils ne sauraient être administrés avec succès. Nous avons dit plus haut que l'Huile de Foie de Morue n'agissait bien qu'à fortes doses. Comment arriver à ces doses en ordonnant des pilules, ou des capsules. D'ailleurs la gélatine dans les capsules, comme dans la gelée, nuit considérablement à l'assimilation de ce produit. La conclusion qu'il faut en tirer c'est que tous les efforts faits jusqu'ici dans ce sens, ont été infructueux (1). Il faut donc s'en tenir à son emploi et le faire accepter aux malades, en leur donnant une substance dont l'odeur, la saveur et l'aspect ne soient pas répugnants. Assurément l'huile blanche naturelle de première extraction et de qualité irréprochable offre ces avantages (2).

(1) Voir Soubeiran, édition 1853, page 457.
(2) Les huiles de foie de raie et de squale ont été proposées pour remplacer l'huile de foie de morue, mais elles sont abandonnées depuis longtemps.

III

Voyons maintenant si elle est réellement plus active que les autres.

Voici une analyse des différentes huiles de foie de morue qui mérite une grande attention, non-seulement par les conclusions qu'il faut en tirer, mais encore parce qu'elle est extraite de l'ouvrage estimé de MM. Chevalier et Baudrimont, tous deux professeurs très-distingués de l'Ecole de Pharmacie de Paris. Cet ouvrage a pour titre : *Dictionnaire des altérations et falsifications.* » Nous trouvons dans l'édition de 1875, page 533, l'analyse suivante :

Huiles de Foie de Morue

	BLANCHE	AMBRÉE	BLONDE	BRUNE	NOIRE
	GR. Mgr.	GR. Mgr.	GR. Mgr.	GR. Mgr.	GR. Mgr.
Oléine . . .	988,700	988,675	988,695	987,999	988,957
Margarine .	8,060	8,066	8,089	9,264	8,323
Chlore . . .	1,122	1,122	1,116	1,018	1,005
Iode	0,327	0,327	0,322	0,310	0,201
Brome . . .	0,043	0,043	0,038	0,031	0,016
Soufre . . .	0,201	0,200	0,196	0,156	0,142
Phosphore.	0,203	0,201	0,200	0,196	0,076
Acides . . .	0,000	0,439	0,897	0,924	0,838
Pertes . . .	1,344	0,924	0,449	0,102	0,437
Total. .	1,000,000	1,000,000	1,000,002	1,000,000	999,995

Quels sont ces acides ? ils viennent assurément de l'altération des métalloïdes, soufre, phosphore, etc. Mais les principes gras ont eux-mêmes subi quelque transformation :

l'huile ambrée en fournit la preuve, puisqu'elle est acide, bien qu'elle ait conservé tous ses métalloïdes intacts. Quoiqu'il en soit de cette question, il est impossible de ne pas être frappé de la quantité de principes actifs contenus dans l'Huile de Foie de Morue.

Pour rendre plus claire l'analyse ci-dessus détaillée, voici la somme des métalloïdes et les proportions d'acide que contient chaque espèce d'huile.

HUILES DE FOIE DE MORUE	BLANCHE	AMBRÉE	BLONDE	BRUNE	NOIRE
	GR. Mgr.	GR. Mgr.	GR. Mgr.	GR. Mgr.	GR. Mgr.
Total des métalloïdes	1,896	1,896	1,872	1,711	1,440
Proport^{ns} des acides.	0,000	0,439	0,897	0,924	0,838

De l'examen de ce tableau nous concluons rigoureusement :

1° Que les huiles contiennent d'autant moins de principes actifs qu'elles sont plus colorées.

2° Qu'elles sont d'autant plus acides qu'elles ont été plus chauffées.

3° Que celles qui sont brunes sont très-acides et très-sensiblement moins actives que les huiles blonde, ambrée et blanche.

Par conséquent les brunes doivent être laissées à l'industrie et rejetées de la médecine. La blonde, plus acide et moins riche en métalloïde que les deux autres huiles médicinales, peut cependant, en raison de son prix moins élevé, rendre des services aux malades.

L'huile ambrée constitue un produit supérieur à la blonde, parce qu'elle contient une plus grande quantité de métalloïdes, mais elle est inférieure à la blanche, parce qu'elle est acide. L'Huile de Foie de Morue blanche est donc supérieure à toutes les autres, parce qu'elle contient le maximum de principes actifs et qu'elle n'est pas acide ; *elle est entièrement semblable à celle que contient le foie de la morue vivante.* Nous ajouterons qu'elle est plus fluide que les colorées, puisque sa densité est moindre. En effet, à 17° 5 centigrades elle a pour densité 0,923, tandis qu'à la même température la brune pèse 0,924 et la noire 0,929 à 0,930 (1).

Nous croyons inutile d'insister davantage. Aucun praticien sérieux ne saurait contester l'action énergique d'une quantité de phosphore, brome, iode, chlore et soufre pesant près de de 2 grammes par kilo de produit.

RÉSUMÉ.

L'huile de foie de morue est un médicament-aliment d'une importance considérable, et qui a besoin d'être administré pendant longtemps et à des doses élevées. Donc nécessité de la préparer de telle sorte qu'elle ne soit pas trop désagréable. — Elle s'administre généralement dans des cas graves. Par conséquent il est urgent de donner l'espèce la plus active.

Les différentes espèces d'Huile de Foie de Morue peuvent se diviser en deux catégories : 1° la brune et la noire qui doivent être laissées à l'industrie ; 2° la blonde, l'ambrée et la blanche qui constituent les huiles médicinales.

Parmi ces dernières laquelle doit être préférée ? Evidem-

(1) Voir *Encyclopédie Rorel*, le Fabricant d'huiles, page 265.

ment la blanche, puisque c'est la plus active et la moins désagréable.

Nous avons développé plus haut comment on pouvait aisément l'obtenir naturellement incolore. D'ailleurs l'huile est blanche dans la morue vivante, et nous nous demandons pourquoi l'on ne s'attacherait pas à l'extraire sans lui faire subir la moindre altération.

L'Huile de Foie de Morue naturellement blanche est exactement telle qu'elle se trouve dans l'animal vivant. Nous croyons donc qu'elle doit être préférée aux autres.

———

NOTA. — Nous sommes toujours approvisionnés d'Huile de Foie de Morue blanche naturelle et nous la délivrons à des prix modérés. Afin qu'elle ne puisse être confondue avec les produits décolorés ou fraudés qui se rencontrent trop souvent, nous la désignons sous le nom d'Huile de Foie de Morue de Roussel. C'est sous ce nom que nous l'offrons aux médecins qui trouveront convenable de l'ordonner.

Nous avons également les Huiles blonde et ambrée.

Paris. — E. DE SOYE et FILS, imprimeurs, place du Panthéon, 5.

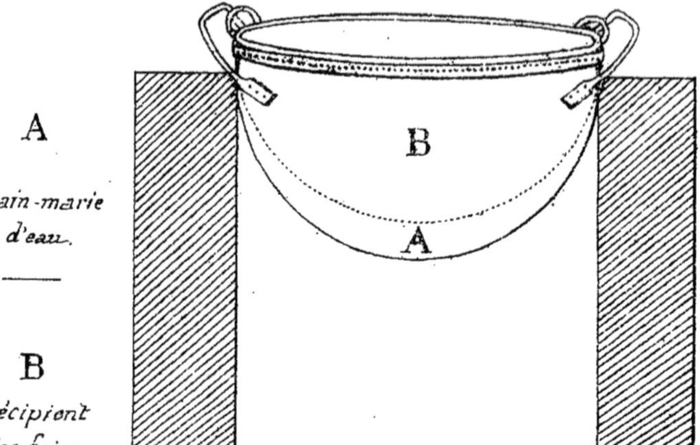

APPAREIL DU CODEX
Bain-Marie Ordinaire

C'est dans cet appareil qu'on opère d'après le procédé du Codex.

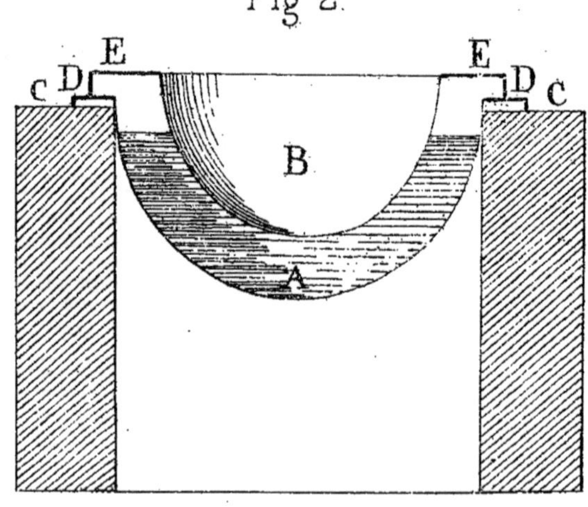

APPAREIL ROUSSEL
Bain-Marie Perfectionné

au moyen de poignées isolantes.

Fig 3

A
Bain-marie d'eau

B
Récipient des foies.

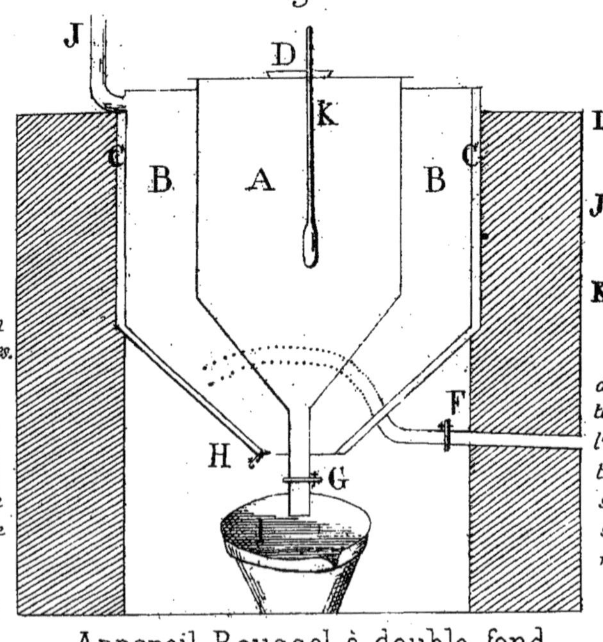

Appareil Roussel maintenu à l'aide d'une poulie

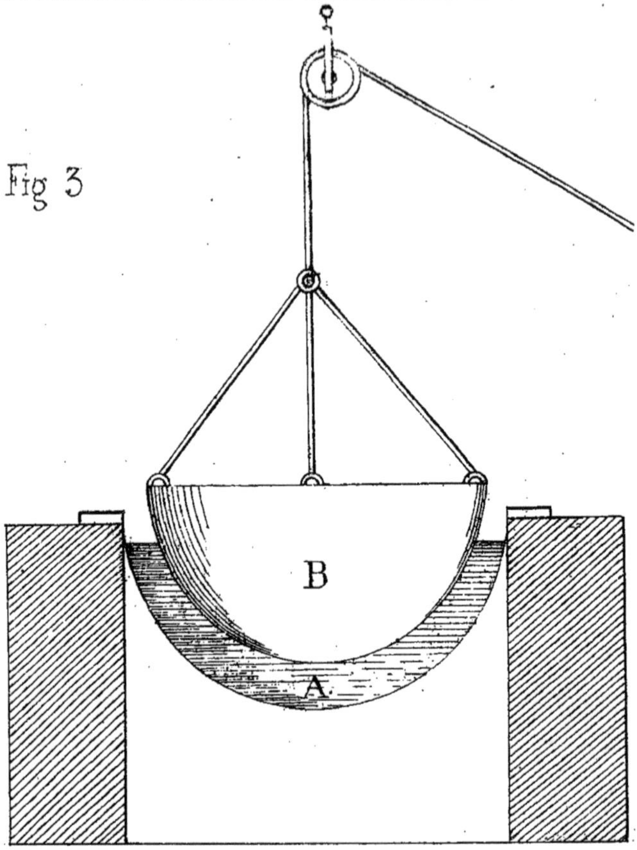

Fig. 4.

A. *Recipient des foies.*
B. *Intervalle où circule la vapeur.*
C. *Cloison isolante en bois.*
D. *Ouverture de l'appareil par laquelle on introduit les foies.*
E. *Tube amenant la vapeur.*
F. *Robinet pour régler la vapeur.*
G. *Robinet pour l'écoulement de l'huile de foie de Morue*
H. *Robinet pour l'écoulement de la vapeu d'eau conder*
I. *Vase pour recev l'huile de fo de Morue*
J. *Tuyau pour l'éc pement de l peur non cond*
K. *Thermomètre.*

NOTA. *Le tube ducteur de la vape tourne tout autour l'appareil et est per trous qui s'agran sent à mesure qu s'éloignent du gé rateur.*

Appareil Roussel à double fond
On opère avec la vapeur

www.ingramcontent.com/pod-product-compliance
Ingram Content Group UK Ltd.
Pitfield, Milton Keynes, MK11 3LW, UK
UKHW021205140726
13695UKWH00005B/2359